PRÉSERVATION & GUÉRISON

DU CHOLÉRA

AU MOYEN DE

L'ARSENIC HOMŒOPATHIQUE

PAR LE

Docteur CHARLES D'ESPINEY

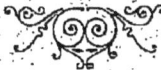

NICE

IMPRIMERIE ET LIBRAIRIE DU PATRONACE SAINT-PIERRE

1, Place d'Armes, 1

1885

PRÉSERVATION ET GUÉRISON
DU CHOLÉRA
AU MOYEN DE
L'ARSENIC HOMŒOPATHIQUE

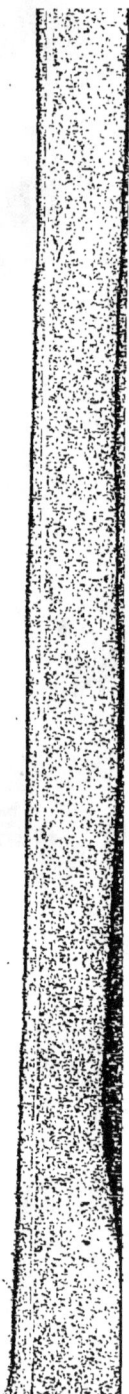

PRÉSERVATION & GUÉRISON

DU CHOLÉRA

AU MOYEN DE

L'ARSENIC HOMŒOPATHIQUE

PAR LE

Docteur CHARLES D'ESPINEY

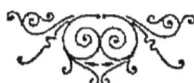

DE L'ARSENIC HOMŒOPATIQUE

L'homœopathie repose sur le principe suivant : *On oppose à une maladie le remède qui, étant donné à une personne en santé, produirait des effets semblables à ceux qu'on observe.*

Or, si l'on étudie les effets de l'arsenic sur l'homme non malade, on retrouve une série de symptômes qui rappellent ceux du choléra.

Ces symptômes toxiques produits par l'arsenic, on a eu bien souvent l'occasion de les observer : par exemple, dans les cas d'empoisonnement, si fréquents; ou bien chez les ouvriers qui manient cette substance, et dans mille autres circonstances.

Naturellement les médecins homœopathes ont eu l'idée d'opposer, aux désordres produits dans l'organisme humain par le miasme infectieux du choléra, un autre poison capable de le neutraliser et de le combattre spécifiquement. En effet, l'arsenic a donné les résultats les plus satisfaisants, et on peut le considérer comme un des meilleurs agents, — préservatif et curatif, — du choléra.

Mais l'acide arsénieux et les arséniates sont des poisons violents et dangereux. Il ne serait pas toujours prudent, ni inoffensif, de les administrer en substance, sous leur forme ordinaire, c'est-à-dire à dose massive; surtout dans une maladie, comme le choléra, où l'affaiblissement est excessif, et les voies digestives gravement affectées.

Cet inconvénient disparaît absolument par la préparation homœopatique. Nous appliquons à l'arsenic notre procédé habituel d'atténuation ou de dilution des substances médicamenteuses. Par ce mode de préparation, il est dépouillé de ses propriétés toxiques et dangereuses; il ne peut plus produire d'empoisonnement et devient inoffensif pour les voies digestives.

En revanche, sa vertu médicatrice est singulièrement exaltée. Il acquiert une force de pénétration qui le rapproche, en quelque sorte, de ces miasmes infectieux, si redoutables malgré leur subtilité. Son absorption est presque instantanée, et ses effets salutaires ne se font pas attendre.

Je vais indiquer la manière, simple et facile, de préparer cet arsenic homœopatique.

PRÉPARATION DE L'ARSENIC
HOMŒOPATIQUE

Sous le nom générique d'arsenic, j'entends toujours
désigner l'acide arsénieux, auquel nous donnons le
nom *d'arsenicum album, metallum album.*

Et, pour plus de clarté, je ne parlerai que d'une
seule préparation : *la troisième trituration décimale d'arsenicum album*, qui peut suffire à tous les besoins.

Voici Comment on la prépare :

On se procure ; 1º un mortier et son pilon ; 2º
du sucre de lait ; 3º de l'acide arsénieux.

Le mortier et son pilon seront, de préférence, en
porcelaine non vernie, dite biscuit dur. Mais, à la
rigueur, on peut se servir d'un mortier et d'un pilon
en verre. Il est à désirer que cet ustensile soit neuf.
Tout au moins, s'il a servi à d'autres usages, il faut
le nettoyer avec le plus grand soin, et il est bon de
l'affecter uniquement à la trituration de ce remède.

Le sucre de lait sera choisi avec soin. Il contient,
généralement, diverses impuretés provenant des bas-
sines qui ont servi à sa préparation. Une manipula-
tion spéciale doit le débarasser de ces substances

étrangères. On trouve du sucre de lait purifié dans toutes les pharmacies homœopattiques. A la rigneur, en
cas de nécessité pressante, on pourrait employer du
sucre de lait ordinaire ; mais la trituration, ainsi obtenue, est moins sûre.

L'acide arsénieux doit être aussi pur que possible.

Première trituration : On mélange, dans le mortier,
cinquante centigrammes d'acide arsenieux et cinq
grammes de sucre de lait. On triture, avec soin,
cette masse pulvérulente, pendant au moins une heure, en ayant la précaution de diriger toujours le pilon dans le même sens, pour ne pas changer l'état
électrique des molécules.

De temps en temps, avec un petit morceau de
carton flexible, on rassemble la poudre au fond du
vase.

Cette préparation porte le nom de *première trituration décimale d'arsenicum album.*

On doit la renfermer dans un flacon neuf, bien
bouché, de préférence en verre bleu ou jaune.

Cette première trituration serait encore toxique ;
aussi *elle n'est pas usitée, pas plus que la suivante.*

Deuxième trituration : On prend cinquante centigrammes de la première trituration, qu'on mélange
avec cinq grammes de sucre de lait. On triture également pendant une heure, avec les précautions indi-

quées. On obtient la *deuxième trituration* décimale d'arsenicum album. (inusitée.)

Troisième trituration : cinquante centigrammes de la deuxième trituration sont, de nouveau, mélangés avec cinq grammes de sucre de lait. On triture, comme ci-devant, pendant une heure.

C'est la *troisième trituration décimale d'arsenicum album,* celle que nous employons.

Ces triturations doivent être étiquetées avec soin, et conservées à l'abri de la lumière, et loin de toute odeur pénétrante.

On conçoit que, lorsqu'on a une certaine provision de la deuxième trituration, on peut rapidement obtenir la troisième, au fur et à mesure des besoins.

COMMENT ON PEUT SE PRÉSERVER DU CHOLÈRA

Je viens d'indiquer le mode de préparation de la *troisième trituration décimale d'arsenicum album*. C'est celle dont il sera toujours question lorsque je me servirai de l'expression d'arsenicum, ou, plus simplement d'arsenic.

Cette poudre se prend à la dose de cinq à dix centigrammes, (0,05 à 0,10 centigr.) en une seule fois, à sec sur la langue, sans eau.

Comme agent préservatif du choléra, la troisième trituration d'arsenic est un remède incomparable.

Si l'on se trouvait au milieu d'une épidémie grave, ou en contact immédiat avec des cholériques, on devrait, tout d'abord, en prendre une dose plusieurs jours de suite, par exemple pendant deux ou trois jours consécutifs.

Mais l'usage trop continu de ce remède pourrait fatiguer. En général, il faut se borner à une dose tous les deux, trois ou quatre jours.

Et même, lorsqu'on en a pris une certaine quantité, on peut se contenter de doses encore moins rapprochées.

Sauf quelques exceptions assez rares, l'usage, même un peu prolongé, de cette préparation d'arsenic, n'offre aucun danger, soit chez les gens en parfaite santé, soit chez ceux qui sont quelque peu valétudinaires.

L'arsenic, absorbé pendant quelque temps, active la nutrition. Ceux qui en font usage deviennent plus frais, plus colorés ; leur sang est plus riche, ils acquièrent un certain embonpoint, et une augmentation de forces tout à fait caractéristique.

Cet effet de l'arsenic ne peut avoir d'inconvenient que chez les personnes pléthoriques, sanguines, sujettes à des congestions et à des maux de tête. Evidemment on doit, danc ces conditions, en user avec plus de modération, et adopter des doses un peu plus faibles, et, surtout, moins fréquentes.

En dehors de ces cas, l'usage modéré de l'arsenic loin d'être nuisible, est des plus salutaires.

Toutefois il importe de ne pas méconnaître *la très grande activité* de la troisième trituration d'arsenic. Exagérer les doses, dans l'espoir de se faire plus de bien, serait une pratique détestable ; on doit s'en tenir à celles que j'indique.

L'arsenic, employé seul, peut parfaitement suffire comme préservatif ; il offre une sécurité presque absolue.

Toutefois, en présence d'un fléau aussi redoutable,

un excès de précaution n'est pas à dédaigner, et il peut être sage d'employer, simultanément, un autre médicament anti-cholérique d'une grande valeur : le *veratrum album.*

Le *veratrum album* ou *hellebore blanc* est une plante vénéneuse qui, administrée à assez forte dose à un sujet non malade, produit des phénomènes d'intoxication qui rappellent exactement une violente attaque de choléra.

De là, toujours en vertu du principe homœopathique, son emploi et sa grande efficacité contre le choléra.

Il est bien entendu qu'avant d'en user comme remède, on a soin de lui faire subir la dilution ou atténuation homœopathique, qui a pour effet de le dépouiller de toutes ses propriétés toxiques, tout en conservant et exaltant ses propriétés curatives.

Seulement, comme on emploie la teinture de la plante, on ne peut pas la soumettre à une trituration, ainsi qu'on le fait pour l'arsenic qui est en poudre.

On prépare ce qu'on appelle des *dilutions liquides*; c'est-à-dire qu'on mêle la teinture avec de l'alcool dans la proportion de dix gouttes de teinture pour cent gouttes d'alcool, et l'on soumet ce mélange à des *succussions* répétées.

On obtient ainsi la première dilution liquide de *veratrum.*

La deuxième dilution s'obtient par le même procédé, en mélangeant la première dilution avec de l'alcool, dans la proportion de dix pour cent : dix gouttes de dilution par cent gouttes d'alcool, ce qui constitue les dilutions décimales.

On prépare la troisième dilution par le mélange de la deuxième dilution avec de l'alcool, dans les mêmes proportions.

Chacun de ces mélanges doit être soumis à des secousses fortes, continuées environ pendant une demi-heure.

On peut pousser ces dilutions beaucoup plus haut, faire ainsi des douzièmes et trentièmes dilutions. Mais nous nous en tiendrons à la *troisième dilution de veratrum*, qui nous suffira.

On peut l'employer en gouttes, ou bien sous forme de globules, qui sont alors imbibés de cette dilution et mis à sécher.

De sorte que nous aurons la troisième dilution de *veratrum album* sous deux formes : liquide, ou en globules.

Pour l'effet *préservatif*, des globules suffisent.

On peut prendre de temps en temps, quatre ou cinq de ces globules, soit à sec sur la langue, soit dissous dans une cuillerée d'eau que l'on boit en une seule fois.

On intercale ainsi quelque doses de Veratrum au milieu de celles d'arsenic.

Seulement il est mieux que l'arsenic garde le rôle prépondérant, et l'on peut se borner à une dose de veratrum pour deux, trois et même quatre doses d'arsenic.

Par exemple, l'on prendrait deux ou trois doses d'arsenic, — une tous les deux ou trois jours, — puis une dose de veratrum. — Après deux ou trois nouvelles doses d'arsenic, on intercalerait de nouveau veratrum, et ainsi de suite; en ayant soin d'éloigner les prises d'arsenicum et de veratrum à mesure que l'épidémie décroît.

Il est un troisième agent préservatif, d'un ordre un peu inférieur, mais qu'il est bon de connaître : c'est le *cuivre*.

Comme son emploi est des plus simples, il n'y a aucun inconvénient à en user en même temps que des moyens précédents.

On porte, suspendue sur la poitrine, et à nu sur la peau, une petite plaque de cuivre *rouge*, dont la dimension ne doit pas excéder celle d'une pièce d'un franc.

Il se forme, par la réaction de la sueur sur le métal, un sel de cuivre, lequel est absorbé, et ce mode de préservation n'est quelquefois pas à dédaigner, surtout à cause de la facilité de sa mise en œuvre.

Certaines précautions hygiéniques sont utiles à connaître et à observer.

L'eau potable est très souvent le véhicule des germes infectieux. Une très salutaire précaution c'est, non seulement de filtrer, mais surtout de faire bouillir l'eau que l'on boit.

On détruit ainsi sûrement les agents de contagion qu'elle peut contenir.

L'usage du thé, du café, des boissons chaudes, des infusions amères et aromatiques est favorable. En revanche, il faut repousser, d'une façon absolue, les boissons glacées.

En général, il faut s'abstenir de fruits, sauf le citron dont ont peut au contraire, user largement; car il est doué de la très remarquable propriété de neutraliser les miasmes infectieux.

L'ail est aussi un bon condiment, lorsque l'estomac le supporte.

L'alcoolisme constitue une prédisposition certaine au choléra. On peut se permettre, exceptionellement, quelques liqueurs fortes; mais qu'on se garde bien d'en faire un usage constant.

Les premières victimes du choléra sont presque toujours des personnes un peu affaiblies, usant d'une nourriture insuffisante et peu réparatrice, et dans cet état d'épuisement qu'on a appelé la misère physiologique.

Aussi est-il prudent de bien se nourrir, tout en évitant les excès. Il faut aussi conserver soigneusement ses forces et éviter les trop grandes fatigues.

Il est recommandé de se vêtir chaudement, et de porter une ceinture de laine roulée autour du ventre.

Il importe de connaître les circontances qui favorisent la contagion.

Ce qui est le plus contagieux, ce sont les déjections des malades: vomissements et selles.

On doit donc ne pas les laisser séjourner dans la chambre, et, surtout, les désinfecter immédiatement.

On est bien plus exposé à la contagion la nuit, surtout pendant le sommeil. Aussi est-il prudent, lorsqu'on le peut, de ne pas dormir dans les lieux infectés. Dans la journée, le risque est bien moindre et presque nul. On peut alors, en toute assurance, s'approcher des malades et leur donner les soins nécessaires. Si l'on doit rester auprès d'eux la nuit, il devient prudent d'user de préservatifs.

Allumer, dans les rues, de grands feux avec beaucoup de fumée, est une mesure excellente.

Dans les maisons, on entretient du feu dans les cheminées; on fait brûler, dans les chambres, des plantes aromatiques, des feuilles d'eucalyptus, du café ou bien, tout simplement, des substances dégageant de l'huile empyreumatique, comme de l'amadou, des morceaux d'étoffes de laine, ou ce papier grossier, dont on se sert pour les emballages, et qui brûle sans flamme, en répandant une fumée pénétrante.

Je ferai encore deux recommandations:

La première c'est, toutes les fois qu'on se sent un peu brisé, courbaturé et, à plus forte raison si l'on est un peu fiévreux, de prendre, sans hésiter, une dose de sulfate de quinine : par exemple 0,40 centigrammes. On y revient le lendemain, s'il y a lieu. Rien ne rétablit plus sûrement et plus promptement l'équilibre de la santé.

La seconde recommandation c'est, toutes les fois qu'il survient de la diarrhée, de la soigner sans retard. Toute négligence à cet endroit pourrait avoir des conséquences fâcheuses.

DE LA DIARRHÉE

On a eu, bien de fois, l'occasion d'observer que le choléra se déclarait plus spécialement chez les personnes déjà atteintes de diarrhée. Aussi, en temps d'épidémie, est-il prudent d'arrêter, le plus vite possible cette diarrhée prémonitoire.

Voici le mode de traitement le plus simple et le plus efficace :

On prend une prise d'arsenic à sec sur la langue, sans eau. (arsenicum album 3e trituration décimale, 0,05 à 0,10 centigrammes.)

L'on doit, en outre, être muni de la troisième dilution *d'ipeca*, soit sous forme liquide, soit en globules. (cette dilution se prépare comme celle de veratrum album.)

On fait dissoudre, dans le quart d'un verre d'eau, huit à dix globules de cet ipeca 3, ou mieux, une à deux gouttes, si l'on veut avoir un effet plus actif.

On use de cette petite potion à la dose d'une cuillerée à café, toutes les deux ou trois heures, soit trois à six cuillerées dans la journée.

Le lendemain, on continue le même traitement, c'est-à-dire une prise d'arsenicum, à sec sur la langue, et trois à six petites cuillerées d'ipeca.

On pourrait à la rigueur, si la diarrhée était très forte, prendre deux prises d'arsenicum dans la journée; mais, en général, une seule suffit pour les vingt-quatre heures.

. Si après trente-six ou quarante-huit heures de ce traitement, la diarrhée paraissait ne pas céder, on pourrait remplacer l'ipeca par le veratrum album : huit à dix globules, ou une goutte, dans le quart d'un verre d'eau; et l'on prendrait alors, dans la journée, une prise d'arsenic sur la langue, et trois à six cuillerées de veratrum.

En cas d'insuccès, ne pas hésiter à intercaler une ou deux doses de sulfate de quinine, chacune de 0,40 centigrammes environ. Ces jours là, on supprimerait l'arsenic, mais rien n'empêche de continuer l'ipeca ou le veratrum.

On réussit souvent à arrêter les diarrhées rebelles, en prenant, pendant deux et même trois jours, un quart de verre ou, tout au plus, un demi-verre d'eau d'Hunyadi-janos.

On ne doit jamais avoir recours aux préparations d'opium. Elles guérissent bien rarement, et leur effet palliatif fait perdre un temps précieux, en dissimulant leur réelle inefficacité.

L'arsenic, à sec sur la langue, quelques cuillerées d'ipeca, — ou de veratrum, — au besoin un peu de sulfate de quinine, voilà le moyen presque certain de triompher de la plupart des diarrhées, surtout si elles sont récentes.

L'arsenic peut être donné à toute heure, même au sortir de table.

Les cuillerées d'ipeca ou de veratrum ne doivent être prises que une demi-heure avant, ou deux heures après les repas.

Il est inutile de se mettre à la diète ; seulement il faut des aliments choisis : potages, viandes rôties, etc.

Pour boisson, du thé léger, auquel on peut ajouter un peu de cognac ou de rhum.

Vêtements chauds, ceinture de laine.

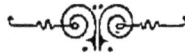

ATTAQUE DE CHOLÉRA.

On doit déposer immédiatement, à sec sur la langue, sans eau, une prise d'arsenic de cinq ou dix centigrammes. (arsenicum album 3e trituration décimale.)

Puis l'on prépare une potion en mélant, à un quart de verre d'eau, huit à dix globules ou, mieux, une ou deux gouttes de la troisième dilution décimale de *veratrum album*. (Les dilution liquides sont bien plus actives que les globules.)

On administre cette potion de veratrum par petites cuillerées : la première, dix minutes après la prise d'arsenic, et deux autres cuillerées, également de dix en dix minutes.

Après ces trois cuillerées de veratrum, il faut revenir à une nouvelle dose d'arsenic, toujours à sec sur la langue

Peu après, on recommence la potion de veratrum, mais on n'en donne plus qu'une cuillerée de demi-heure en demi-heure, ou même d'heure en heure.

Une troisième prise d'arsenic est souvent nécessaire. On peut l'administrer environ trois heures après la deuxième.

Ensuite, on continue le veratrum; mais la dose n'est plus que d'une cuillerée toutes les heures et demie, ou toutes les deux heures.

On ne peut pas indiquer d'une façon absolue et rigoureuse le nombre de dose d'arsenic et de cuillerées de veratrum qui peuvent être nécessaires dans un cas donné.

En principe, il faut *éloigner les doses de remèdes dès qu'il se produit un peu d'amélioration.*

L'abus des remèdes homœopatiques, *et surtout des doses trop répétées,* empêcheraient la réaction de se produire; de sorte qu'on obtiendrait un effet tout opposé à celui qu'on recherche.

D'une manière générale, on peut dire que le premier jour, dans les vingt-quatre heures, il suffit de donner trois à quatre doses d'arsenic sur la langue; et huit à douze cuillerées de veratrum.

Le lendemain et le surlendemain, suivant l'état du malade, on continue le même traitement, mais en réduisant beaucoup le nombre des doses. Elles doivent alors être séparées par des intervalles d'autant plus grands que l'amélioration est plus prononcée.

Dès que la réaction est obtenue d'une façon complète, que la chaleur est revenue, il ne reste plus qu'à combattre les vomissements et la diarrhée. Une, ou tout au plus deux doses d'arsenic, et quelques cuillerées de veratrum dans les vingt-quatre heures suffisent largement.

On voit que le traitement du choléra consiste dans l'emploi alterné *d'arsenicum*, à sec sur la langue, et de *veratrum* dans de l'eau, par cuillerées.

Mais je conseille fortement, peu après la deuxième prise d'arsenic, d'intercaler une prise de sulfate de quinine, soit 0,40 à 0,50 centigrammes; et l'on fera sagement d'en donner une seconde le lendemain.

Si les vomissements étaient très fréquents et ne cédaient pas, on pourrait remplacer veratrum par ipeca, donné de la même manière : une goutte de la troisième dilution dans le quart d'un verre d'eau, qu'on ferait prendre par cuillerées plus ou moins rapprochées.

Il faut aider à l'effet des remèdes par quelques soins particuliers. On fait boire du thé chaud, auquel on peut ajouter un peu de rhum ou de cognac. L'elixir de la chartreuse, à la dose d'une cuillerée à café, rend de véritables services. On en imbibe un morceau de sucre qu'on glisse dans la bouche du malade. On y revient quand la faiblesse est inquiétante.

En même temps, on doit provoquer la réaction en ramenant la chaleur à la périphérie : on enveloppe le malade de couvertures de laine, on l'entoure de boules d'eau chaude, on le frictionne et l'on ne manque pas d'agir sur le moral, en témoignant une entière confiance dans la guérison.

LISTE DES MÉDICAMENTS QU'ON DOIT SE PROCURER.

En temps d'épidémie de choléra, il importe qu'on soit muni des médicaments nécessaires. Si, dans une circonstance pressante, ont était obligé de recourir au pharmacien, on perdrait un temps précieux, peut-être même irréparable.

On doit donc avoir, chez soi :

1o *Arsenicum album*, troisième trituration décimale. (en poudre.)

2o *Veratrum album*, troisième dilution décimale, liquide.

3o *Veratrum album*, troisième dilution décimale, en globules.

4o *Ipeca*, troisième dilution décimale, liquide.

5o *Ipeca*, troisième dilution décimale, en globules.

Si l'on joint, à cette petite provision, quelques paquets de sulfate de quinine de 0,40 centigrames environ, on sera en mesure non seulement de se préserver, mais encore de donner des soins immédiats à toute personne qui serait atteinte.

La provision *d'arsenicum album* doit être un peu considérable. C'est le remède le plus important, celui

sur lequel on doit le plus compter. On devrait toujours porter, sur soi, un petit flacon de cet indispensable médicament — On doit donc se procurer un fla-.
con de dix, quinze, et même vingt ou trente grammes ; car on trouvera bien des occasions d'en distribuer.

Les dilutions liquides peuvent être demandées par
flacons de cinq grammes.

Les globules sont ordinairement contenus dans des
petits tubes; mais il est mieux de les avoir, également,
en flacons de cinq grammes.

APPENDICE

~~~~~~~~

L'arsenic homœopathique, spécialement sous la forme de troisième trituration décimale, doit être considéré comme un des meilleur remèdes préservatifs et curatifs du choléra. Mais ce précieux médicament a bien d'autres propriétés, desquelles je vais dire quelques mots.

L'arsenic est le plus puissant de tous les agents médicamenteux qu'on puisse opposer à la plupart des maladies infectieuses.

On donne le nom de *maladies infectieuses* à celles qui résultent de l'action, sur l'organisme, d'un principe ou miasme infectieux.

Ce sont, à coup sûr, les plus nombreuses, et les plus meurtrières des maladies aigües, puisqu'elles comprennent, — outre le choléra, — la variole, la rougeole, la scarlatine, la fièvre typhoïde, la fièvre intermittente, la fièvre jaune, la peste, la diphthérie, la suette, la grippe, la coqueluche, certaines diarrhées etdyssenteries, quelques érysipèles, la pustule maligne et le charbon, la morve, la rage, les plaies empoisonnées et vénimeuses, etc.

Certes, on ne peut pas dire que l'arsenic soit le spécifique de toutes ces maladies.

Mais, par le fait seul de leur origine infectieuse, beaucoup d'entre elles sont disposées à revêtir des allures de malignité et de putridité, qui relèvent alors directement de l'arsenic.

Ainsi il est vraiment le remède précis de la *fièvre typhoïde*. Son effet *préservatif* est d'une certitude que, pour ma part, j'ai eu l'occasion de constater un bien grand nombre de fois, et l'on conçoit quelle immense portée a cette action préservative.

Lorsque la fièvre typhoïde régne épidémiquement, lorsqu'elle sévit sur des corps de troupes, dans des camps, des ambulances, des hôpitaux, des maisons d'éducation.... on sait quel ravage elle exerce.

Dans ces circonstances, qui prennent parfois les proportions de calamités publiques, au lieu de mesures d'isolation très difficiles et souvent impossibles, il suffirait de distribuer régulièrement, aux individus exposés, des prises d'arsenic homœopatique, et de leur en faire prendre, tous les deux, trois ou quatre jours, une dose de 0,05 à 0,10 centigrammes, exactement comme je l'ai indiqué pour la préservation du choléra.

Rien n'est plus simple, et rien ne serait plus efficace. L'épidémie ne tarderait pas à s'éteindre sur place, et, si quelques sujets étaient atteints, la maladie serait beaucoup plus bénigne, et rarement mortelle.

C'est que l'arsenic est le remède, non seulement préservatif, mais encore *curatif* de la fièvre typhoïde.

Avec *bryonia* ou *baptisia*, avec quelques doses de sulfat de quinine et de l'arsenic homœopatique, on triomphe, presque à coup sûr, des cas les plus graves de fièvre typhoïde et de typhus.

Les symptômes qui indiquent d'une façon plus particulière l'emploi de l'arsenic sont : le délire, — indication très-caractérisque, — la chaleur âcre et brûlante de la peau, l'élévation considérable de sa température, l'irrégularité du pouls. Les nuits sont mauvaises avec accès d'anxiété ; le malade ne peut trouver de repos nulle part ; il veut changer sans cesse de position, passer d'un lit dans un autre. Il existe ou bien une agitation extrême, ou une prostration excessive, avec décubitus dorsal, épuisement absolu des forces vitales. Soif continuelle, mais on boit peu à la fois. Vomissements, diarhée, selles fétides et involontaires, soubresauts des tendons, langue sèche, dents fuligineuses, facies altéré, pétéchies, hémorrhagies, eschares, gangrène, etc.

On voit que la malignité, l'ataxie, la putridité sont le champ spécial d'action de l'arsenic.

Mais il s'adapte aussi, très-bien, aux cas les plus légers ; et, d'ailleurs une pratique excellente, c'est de *donner toujours de l'arsenic au début d'une maladie dont on peut soupçonner le caractère infectieux et malin.* On prévient ainsi l'explosion de symptômes redoutables, et on réduit la maladie à un état de bénignité relative, qui lui permet de parcourir ses périodes sans danger trop pressant.

L'arsenic peut rendre bien d'autres services.

La *variole*, par exemple, fait, chaque année un grand nombre de victimes.

Lorsque la variole prend la forme *noire*; si les pustules se flétrissent et deviennent livides, qu'on le sache bien, un seul remède peut sauver la vie: c'est l'arsenic, qu'il faut administrer alors sans hésitation et sans retard.

Il en est de même pour la *rougeole* et la *scarlatine*, lorsqu'elles revêtent des allures malignes.

L'arsenic est encore le plus puissant remède, préservatif et curatif, qu'on puisse opposer à la *peste* et à la *fièvre jaune*.

Mais, sans entrer dans le détail de toutes les circonstances où l'arsenic homœopatique est capable d'accomplir de véritables prodiges, je me bornerai à signaler les services qu'il pourrait rendre à nos soldats, à nos marins, à nos missionnaires, et à tous les Européens soumis à l'influence délétère de certains climats chauds et humides.

L'insalubrité de quelques unes de ces contrées n'est que trop connue, et il me suffira de rappeler ce qui se passe, en ce moment même, dans l'extrême orient, en Cochinchine et au Tonkin.

Les Européens transportés dans ces régions subissent une intoxication spéciale, due à un miasme qui provient de la décomposition des matières végétales mortes. C'est ce qui constitue la *malaria* ou le *paludisme*.

La production et la malignité de ce miasme infectieux sont en raison directe de la chaleur et de l'humidité; d'où les ravages considérables que cause la malaria dans les lieux où des flaques d'eau stagnante sont soumises à l'action d'un soleil brûlant. Des effluves non moins pernicieuses se dégagent de la terre, pour peu qu'on la remue, parce qu'on ramène à la surface des parcelles végétales enfouies, qui entrent en décomposition.

Dans sa manifestation la plus ordinaire, la malaria se traduit par des accès de fièvre intermittente, parfois pernicieux et foudroyants; ou bien ce sont des fièvres à type continu ou rémittent, qui simulent, à s'y méprendre, la fièvre typhoïde.

A la suite des fièvres intermittentes, ou même sans accès de fièvre bien caractérisés, par le seul fait de l'action latente du miasme infectieux sur l'organisme, il survient des engorgements de la rate et du foie, des troubles digestifs. La nutrition s'altère, les forces se perdent, le teint se décolore et prend cette couleur jaune et terreuse si caractéristique. C'est l'anémie, avec toute ses conséquencees;

c'est la cachexie paludéenne, état fort grave qui entraîne divers désordres organiques, et se termine trop souvent par la mort.

Dans ces pays à fièvre il existe aussi des diarrhées, fort dangereuses et difficiles à guérir.

Et toutes les maladies y acquièrent une gravité insolite, parce que toute impression morbide s'exerce sur des organismes débilités, anémiés, et n'offrant plus de force de résistance.

L'antidote précis de l'intoxication par le miasme de la malaria, c'est le quinquina, et surtout le sulfate de quinine, dont on est obligé d'user largement, non-seulement dans les accès de fièvre, mais encore *dans toutes les autres maladies ;* car toutes sont plus ou moins compliquées de paludisme.

Mais, en dehors du sulfate de quinine toujours indispensable, l'arsenic peut rendre d'incomparables services, que je vais me borner à signaler rapidement.

Dans les accès de fièvre simples, à plus forte raison s'ils sont pernicieux, ou bien si la fièvre d'origine paludique prend la forme pseudo-continue, avec symptômes typhoïdes, l'arsenic aide, de la façon la plus heureuse, à l'action de la quinine.

Lorsque la fièvre intermittente devient rebelle au sulfate de quinine, — et le cas n'est pas rare, — très souvent l'arsenic réussit à la guérir.

Si l'infection paludique a produit un état d'anémie et de cachexie, alors aucun médicament n'est comparable à l'arsenic. Il rétablit la nutrition altérée, redonne au sang sa richesse, dissipe les engorgements du foie et de la rate, et l'enflure consécutive.

La diarrhée des pays chauds est heureusement combattue par l'arsenic, auquel on associe l'ipeca.(1)

Enfin tous les troubles digestifs si communs dans ces contrées, et qui résultent, soit de l'intoxication par les effluves paludiques, soit de l'intensité et de la continuité de la chaleur, trouvent, dans l'arsenic, le meilleur des remèdes.

Et son action est non-seulement curative, mais encore préservative.

Il est certain que l'usage habituel de l'arsenic, dans les pays chauds et humides, ne tarde pas à rendre les individus à peu près réfractaires à l'infection miasmatique.

On arrive alors à braver impunément ces climats qui détruisent si infailliblement les plus fortes constitutions, et qui font tant de victimes.

Nous avons vu combien l'arsenic est précieux dans les épidémies de fièvres typhoïdes et de typhus, qui font parfois de si grands ravages dans les agglomérations d'hommes. — Les services qu'il peut ren-

(1) Il ne faut pas confondre la diarrhée avec la dyssenterie, dont le remède ordinaire est mercurius dulcis, 3e trituration. (calomel.)

dre, dans les climats extrêmes, ne sont pas moindres.

La distribution régulière et préventive de doses d'arsenic aux troupes appelées à faire campagne dans des pays malsains, sauverait des milliers de vies.

On diminuerait d'un façon considérable le nombre des hommes malades. On les mettrait en état de conserver intactes leurs forces, et de résister aux fatigues de la guerre.

Enfin on diminuerait les chances de mort à la suite des blessures et des opérations ; car nul médicament n'est plus apte que l'arsenic à prévenir à et combattre les inflamations de mauvaise nature, les érysipèles graves, la pourriture d'hôpital, la gangrène.

Notons que l'arsenic homœopatique, n'étant plus toxique, pourrait être confié sans danger aux personnes les plus inexpérimentées.

Son peu de volume, qui en rend le transport facile, permettrait de vulgariser son emploi sur la plus large échelle, et de pourvoir, non-seulement les hôpitaux et les ambulances, mais encore les troupes en campagne.

Enfin son prix de revient pourrait être à peu près insignifiant.

Il n'est pas inutile de signaler que l'arsenic peut encore rendre de très-grands services aux chevaux, appelés à subir, comme les hommes, les fatigues et les dangers de la guerre.

Lorsqu'ils sont surmenés, épuisés par des mar
ches forcées, une nourriture mauvaise et insuffisante
ils périssent en grand nombre.

On peut également les sauver en leur administran
de l'arsenic homœopathique.

Et cette administration, faite préventivement, a l
grand avantage, tout en les préservant des maladies
de les maintenir en bon état et de conserver leu:
vigueur.

Tels sont les bienfaits que pourrait donner l'usage judicieux de l'arsenic homœopathique.

Dans une brochure, que j'ai publiée en 1871, (1
j'ai déjà essayé d'appeler l'attention publique sur ce
admirable médicament. — Mais on lutte en vain
contre le parti pris de la médecine officielle, de repousser sans examen, tout ce qui porte le nom
d'homœopathie.

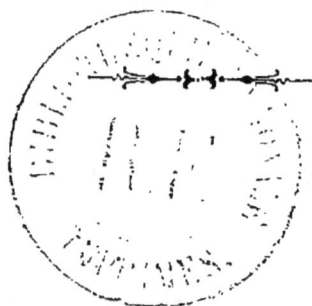

(1) De l'arsenic considéré comme antidote des maladies infectieuses.... J. B. Baillière, rue Hautefeuille, 19, Paris.

197

www.ingramcontent.com/pod-product-compliance
Lightning Source LLC
Chambersburg PA
CBHW071419200326
41520CB00014B/3498